DU TRAITEMENT RATIONNEL

DE LA

PÉRIODE AIGUË

DU

CHOLÉRA ASIATIQUE

ET DE SES RÉSULTATS

Dans l'Épidémie de DAMAS, en 1875

PAR

LE DOCTEUR M. DESPREZ

(DE SAINT-QUENTIN)

SAINT-QUENTIN

IMPRIMERIE DE LA SOCIÉTÉ ANONYME DU GLANEUR

—

1876

DU TRAITEMENT RATIONNEL

DE LA

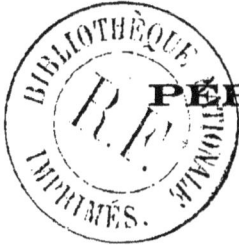

PÉRIODE AIGUË

DU

CHOLÉRA ASIATIQUE

ET DE SES RÉSULTATS

Dans l'Épidémie de DAMAS, en 1875

PAR

LE DOCTEUR M. DESPREZ

(DE SAINT-QUENTIN)

SAINT-QUENTIN

IMPRIMERIE DE LA SOCIÉTÉ ANONYME DU GLANEUR

—

1876

TRAITEMENT RATIONNEL

DE LA PÉRIODE AIGUË DU CHOLÉRA ASIATIQUE

En août 1867, au moment où le choléra existait en France, et où j'avais eu l'occasion récente d'en traiter quelques cas fort graves, arrivés à la période algide et cyanique, j'ai cru devoir présenter au Congrès médical de Paris l'ensemble du traitement qui m'avait si bien réussi, et, tout naturellement, j'ai dû expliquer dans ce travail le motif du choix des médicaments qui me paraissaient le mieux convenir, et en même temps la raison de la dose qui semblait la meilleure.

Entendu par un auditoire d'élite venu de tous les coins du globe, imprimé dans le compte rendu général du Congrès médical de Paris, j'espérais que ce travail, s'il n'était pas le résultat de quelques illusions thérapeutiques, aurait un jour ou l'autre à subir les honneurs d'une épreuve au milieu d'une épidémie qui ne pourrait être l'objet d'un doute pour personne.

Cette pensée devait se réaliser.

L'épreuve a été faite en pleine épidémie, dans des

circonstances où chaque individu frappé du choléra était voué à une mort certaine, et dans l'espace de sept à douze heures, comme on le verra plus loin.

Pour éviter au lecteur des recherches d'autant plus ennuyeuses que l'impression de ce travail est moins répandue, je vais reproduire d'abord mon Mémoire de 1867 ; on se rendra ainsi plus facilement compte des résultats qui ont été obtenus tout récemment à Damas, par le docteur Cossini.

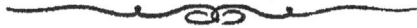

TRAITEMENT RATIONNEL

DE LA PÉRIODE AIGUË DU CHOLÉRA ASIATIQUE

PAR

le Docteur M. DESPREZ, de St-Quentin

Vice - Président de la Société Médicale de l'Aisne

(Août 1867)

Messieurs,

Le titre du travail que je vais soumettre à l'appré-
ciation du jury le plus compétent qui se puisse ren-
contrer, paraîtra sans doute un peu prétentieux ; la
gravité de l'affection dont il s'agit ici, la variété des
traitements dont elle est l'objet, la mortalité effrayante
qui l'accompagne , peuvent bien faire sourire en
entendant parler de traitement rationnel. Mais, dans
le cadre nosologique, se trouverait-il beaucoup d'affections dont le traitement ne soit basé sur le rai-
sonnement déduit de la marche naturelle de la maladie, de ses symptômes les plus saillants, de ses
complications les plus fréquentes et les plus sé-
rieuses ?

Pour arriver à justifier le titre de ce travail, qui du
reste ne fatiguera pas longtemps votre attention,
Messieurs, j'aurai à exposer les symptômes, la

marche, les accidents proprement dits, la manière dont elle se termine spontanément, bien ou mal, enfin la manière qui me paraît la plus rationnelle de combattre ces divers accidents.

Dans cette dernière partie de mon travail, j'aurai à dire quels sont les moyens de traitement qui sont, par leur manière d'être habituelle dans d'autres affections ou tout simplement à l'état physiologique, particulièrement indiqués dans cette grave maladie.

Tous les médecins ont eu la triste occasion d'étudier d'après nature tous les symptômes du choléra asiatique : vomissements, diarrhées incoercibles, crampes violentes, douloureuses, stase du sang épaissi dans les capillaires par suite de déperdition séreuses abondantes, congestion des principaux organes, puis enfin la mort. Il n'y a donc pas lieu d'insister et de détailler une description bien connue de tout le monde. Mais s'il est indispensable, ici comme ailleurs, de bien apprécier les symptômes ordinaires et la terminaison habituelle, il est aussi important de savoir comment se fait la guérison spontanée, quel est le procédé que la nature emploie pour enrayer les accidents.

Il arrive quelquefois, et même assez souvent vers la fin des épidémies, qu'un certain nombre de cholériques, sans traitement aucun, rien qu'à l'aide de la plus simple hygiène, échappent à la terminaison habituelle du choléra ; c'est à l'aide de ce qu'on appelle la réaction.

Alors, au refroidissement général succède le retour de la chaleur ; il s'établit une transpiration abondante et prolongée pendant laquelle cessent les accidents intestinaux ; les vomissements et la diarrhée caractéristiques disparaissent, et le malade guérit, si toutefois il ne succombe pas à la congestion du cerveau ou de la poitrine. Ce dernier accident enlève beaucoup de malades en voie de guérison. Nous verrons tout à l'heure quelles conséquences il nous paraît indiqué de tirer de cette marche spontanée.

On peut déjà affirmer en principe que toute médication principale ou accessoire doit avoir pour but :

1° De calmer les spasmes si douloureux de l'estomac qui rendent cet organe réfractaire aux médicaments ou boissons ingérés ;

2° De stimuler activement les fonctions de la peau qui sont si étroitement liées à celles du tube digestif ;

3° D'introduire dans l'économie, dès que l'absorption est rendue possible, des principes capables de refaire, autant qu'il se peut, la composition normale du sang, des médicaments destinés à le fluidifier, à le rendre accessible à la circulation capillaire et à l'hématose. Cette indication est prescrite d'une manière absolue par l'état poisseux, comme gélatineux du sang, amplement démontré par les saignées, les autopsies, etc.

Dans tout choléra qui se confirme, vous trouvez des symptômes constants : vomissements, diarrhée riziforme, crampes, refroidissement, pas un ne manque à l'appel. Il y a dans cette affection une entité morbide que tout le monde reconnaît, même le vulgaire ; pas un médecin ne s'y trompe; seulement les accidents sont plus ou moins rapides, plus ou moins violents. Qu'on ait devant soi un homme robuste ou un être chétif, l'état maladif est à peu près le même : même affaissement, même inertie ; mais les suites varient.

Les signes précurseurs ont pu être bien différents : l'un a traîné une diarrhée dont il n'a pas su se défaire ; l'autre est pris, rarement il est vrai, au milieu de la santé la plus florissante ; un troisième, débilité par une longue maladie antérieure, se voit atteint de la plus terrible complication , celle qui vient en temps d'épidémie. Mais il reste constant qu'à un moment donné, un traitement à peu près identique, variable seulement pour la dose, selon l'intensité des accidents, la tolérance, l'âge, les habitudes, etc., etc., est formellement indiqué dans cette période presque décisive du choléra.

Je ne parle pas de cette époque prodromique où l'ipéca, où un purgatif salin, où la diète même peuvent suffire pour faire disparaître rapidement tout symptôme de la maladie.

Je parle de cette période confirmée où le doute n'est plus possible, où il faut agir vigoureusement, sous peine de courir le danger de voir bien vite disparaître le malade. Vous voyez le froid qui envahit toute la surface du corps ; vous voyez des vomissements, accompagnés d'horribles douleurs. Il y a là des malaises graves à calmer; attendra-t-on que la réaction arrive ou n'arrive pas?

Ce n'est pas mon avis.

Dans quelques cas très-graves, arrivés à la période algide et cyanique, que j'ai eu l'occasion de traiter, voici quelle est la formule à laquelle je me suis arrêté :

Chloroforme.............................. 1 gram.
Alcool 8
Acétate d'ammoniaque.................. 10
Eau..................................... 110
Sirop de chlorhydrate de morphine........ 40

Mêlez. — A prendre une cuillerée ordinaire toutes les demi-heures.

Assurément, Messieurs, tous les éléments de cette formule sont parfaitement connus ; mais je les ai vus, ainsi combinés, donner des résultats tellement satisfaisants, que je n'ai pu résister au désir de vous raconter leurs succès, à mes yeux parfaitement légitimes.

Le chloroforme, réparti d'une façon égale, au moyen de l'alcool, dans la masse de liquide, est un agent véritablement tout spécial ; il fait classe à part. Disséminé dans le liquide ingéré dans l'estomac, et donné à une dose modéré (1 gramme pour 150 de véhicule), il produit une sensation de fraîcheur et en même temps de force incomparables.

Les spasmes, les contractions de l'estomac cèdent comme par enchantement ; les liquides, introduits prudemment et en très-petite quantité, ne sont plus ou ne sont que très-rarement rendus. Il prépare, sans aucun doute pour moi, l'estomac au retour de ses fonctions d'absorption, suspendues par l'invasion de la maladie cholérique.

A dose très-modérée, il agit évidemment d'abord sur toute la surface de la muqueuse stomacale : en effet, ce médicament, ingéré à l'état liquide, ne tarde pas à se vaporiser; il rencontre, à son arrivée dans l'estomac, une température (celle du corps) plus élevée que celle où il se trouvait dans la potion, il se volatilise, et ses vapeurs gazeuses sont certainement absorbées. Je pense que c'est surtout à cette propriété qu'est due l'action si remarquable du chloroforme dans le choléra. Il me paraît presque impossible de constater le fait en analysant l'air expiré par les cholériques; ce problème serait fort difficile à résoudre ; mais le résultat est là : la diminution rapide des spasmes et la cessation des vomissements indiquent que les vapeurs ont été absorbées et ont déterminé une modification excellente de l'appareil digestif.

L'état gazeux du chloroforme ingéré fait, qu'après avoir déterminé des changements favorables dans l'organisme, le médicament ne risque pas de s'accumuler en trop grande quantité et de devenir un moyen dangereux. Il est démontré que l'hydrogène sulfuré, poison violent quand il existe en certaine quantité dans l'atmosphère, peut jusqu'à un certain point être impunément introduit dans les veines, parce qu'il s'échappe presque tout entier par l'exhalation pulmonaire (Cl. Bernard). L'acide carbonique se trouve dans le même cas, et le chloroforme est évidemment soumis à la même loi.

C'est ainsi qu'après avoir produit une action véritablement anesthésique sur l'estomac, au moyen du chloroforme, on peut maintenir ce résultat en donnant une dose modérée de médicament à des intervalles réguliers et suffisamment espacés, jusqu'à ce qu'il soit indiqué d'en cesser l'usage, puisqu'il est démontré qu'il peut s'éliminer rapidement par l'exhalation pulmonaire.

Je suis convaincu, Messieurs, que la plupart d'entre vous ont déjà, dans leur pensée, laissé surgir cette objection : « Dans la période aiguë du choléra, au milieu de ces déjections dans toutes les directions, est-il possible d'admettre l'absorption des médicaments, même les mieux choisis ? » Oui, Messieurs, il faut bien admettre qu'au milieu de ces troubles graves, il peut, sous telle ou telle influence, s'établir une modification rapide et radicale. A l'état ordinaire, si vous prenez un verre d'eau et qu'il ne soit pas rendu, vous admettrez bien qu'il est absorbé. S'il arrive le même phénomène au milieu des accidents graves du choléra, si les liquides ingérés ne sont pas rendus, si les crampes, si les douleurs intestinales s'apaisent, il faut bien de toute nécessité admettre aussi un retour d'absorption, et si cet état d'amélioration se continue, il n'est plus même possible d'en douter.

Quelque vigoureuse et bienfaisante que soit l'action du chloroforme et de l'alcool employé pour le dissoudre, le chloroforme ne suffit pas, à beaucoup près, à remplir toutes les indications thérapeutiques; il faut donc lui adjoindre un ou plusieurs médicaments agissant dans la même direction ; ceux-ci

doivent, en plus, satisfaire à toutes les indications
suivantes :

Activer la circulation capillaire ;

Diminuer la plasticité du sang ;

Rétablir les fonctions de la peau, et, en même
temps, calmer les douleurs qui, sous différentes
formes, tourmentent les malades.

Les meilleurs stimulants diffusibles et diaphorétiques sont, sans contredit, les ammoniacaux et les
opiacés ; combinés ensemble, ils constituent des
agents sudorifiques d'une puissance incontestable
que je n'ai presque jamais invoqués en vain. Parmi
les préparations ammoniacales, j'ai choisi l'acétate
(esprit de Mindererus). Ce sel agit comme l'ammoniaque, mais à dose beaucoup plus considérable.
C'est un des agents diaphorétiques les plus employés ; il produit une excitation générale très-rapide
sur la peau. Ajouté à l'opium, il augmente puissam-
ment l'action sudorifique de ce dernier ; je l'ai toujours vu neutraliser le narcotisme produit par les
opiacés.

En général il est bien supporté par la muqueuse
digestive ; c'est un des motifs qui m'ont déterminé à
le préférer au chlorhydrate ou au carbonate. Passé
dans le torrent de la circulation, il diminue la plasticité du sang sans dissoudre les globules.

On pourrait certainement employer, mais à plus
faible dose, le chlorhydrate d'ammoniaque, dont
l'action dissolvante est parfaitement établie par les
belles expériences de Mistcherlich sur les lapins.
Diaphorétique puissant, antinarcotique efficace, dis-

solvant de la plasticité du sang, ce médicament est certainement un des mieux indiqués dans le traitement du choléra.

Une des propriétés les moins douteuses de l'opium est certainement celle de provoquer d'une façon fréquente et presque certaine la transpiration cutanée ; parallèlement à cette faculté, marche une autre propriété presque certaine aussi, c'est celle de diminuer l'abondance des sécrétions intestinales. Il n'entrera dans la pensée de qui que ce soit de dénier à l'opium la puissance de calmer les douleurs.

Les propriétés de ce médicament sont certainement très-remarquables et précieuses ; mais à côté d'elles se trouve un défaut très-sérieux : l'opium, à une dose un peu élevée, engourdit, hébête les facultés intellectuelles ; il prédispose donc aux congestions cérébrales. Or, Messieurs, nous savons tous que, dans la période de réaction, un des grands dangers de la maladie cholérique se trouve dans la congestion cérébrale, qui survient si facilement sans l'intervention même du traitement.

On comprend donc que, si l'opium ou l'un de ses principaux éléments doit être administré à dose suffisante pour aider au rétablissement des fonctions de la peau, il doit être donné aussi avec la plus grande réserve. C'est en prévision d'accidents possibles qu'il est important de doubler la puissance sudorifique de l'opium de celle des préparations ammoniacales qui n'ont pas l'inconvénient de stupéfier, tout en exagérant d'une manière particulière l'exercice des fonctions de la peau.

Cette association des deux médicaments n'est pas nouvelle ; elle a été établie par des hommes fort distingués, dans les épidémies cholériques antérieures, en 1832, 1849 et 1854.

C'est en vue de toutes ces considérations que, dans la formule que j'ai mise à exécution dans différents cas de choléra soumis à mon observation, vous voyez paraître, à côté du chloroforme et du sirop de morphine, l'acétate d'ammoniaque, comme correctif et comme très-utile auxiliaire.

J'ai. dans cette formule, adopté comme préparation opiacée le sirop de chlorhydrate de morphine ; c'est elle qui m'a paru convenir le mieux à tous les points de vue, comme étant la plus efficace et la mieux supportée.

Je n'ai certainement pas besoin de faire remarquer combien je m'éloigne de divers autres traitements employés : il me semble que les données sur lesquelles je me suis appuyé sont très-positives et qu'elles doivent forcément conduire à un traitement de ce genre.

Je n'ai pas l'intention d'aborder aujourd'hui la suite du traitement de la période aiguë ; une fois la période de réaction arrivée, il est bien entendu que les médicaments stimulants, et surtout les narcotiques, doivent être employés alors avec la plus grande réserve et que le traitement doit se modifier suivant la marche des accidents : les émissions sanguines, les révulsifs cutanés prendront souvent, avec le plus grand avantage, la place du traitement de la période antérieure ; mais ces accidents sont tellement variés de forme, qu'il faudrait de longues pages pour traiter convenablement ce sujet qui, du reste, rentre dans le domaine de la pathologie ordinaire.

Beaucoup de moyens externes ont été proposés pour amener le retour de la chaleur dans la période algide : les bains chauds simples, les bains additionnés de farine de moutarde ou d'autres excitants, les frictions vigoureuses, les briques chaudes, les affusions froides, etc. Ce qui m'a paru le plus simple et ce que je préfère, c'est l'emploi de cruchons ou de bouteilles remplies d'eau bouillante, qu'on garnit de linge pour modérer la température : on en entoure le malade depuis les pieds jusqu'à la ceinture ; on obtient ainsi une température modérée, assez constante, qui aide beaucoup au retour de la chaleur. On a de la peine à faire supporter cet excellent moyen d'action : les malheureux malades, tourmentés par des crampes, se tordent, se ratatinent. Il est indispensable pourtant que cette partie du traitement soit rigoureusement exécutée.

OBSERVATIONS.— 1° M. R.., négociant à St-Quentin, après avoir été, pendant plusieurs semaines, souffrant d'une diarrhée persistante, est pris tout-à-coup, le 14 novembre 1865, vers deux heures de l'après-midi, de vomissements persistants, de diarrhée extrêmement abondante, de crampes, de refroidissement. A neuf heures du soir, où je le vois pour la première fois, le malade, quoiqu'il ait pris une potion au bismuth fortement opiacée, est arrivé à un refroidissement complet; toute la surface du corps est glacée ; une teinte bleuâtre cyanique indique un état fort avancé des accidents. Je propose à mon excellent confrère M. Demonchaux, qui accepte, de donner au malade une potion avec :

Chloroforme......................... 1 gram.
Alcool.............................. 8
Acétate d'ammoniaque................ 10
Eau................................. 110
Sirop de chlorhydrate de morphyne 40

Une cuillerée ordinaire est prise de demi-heure en demi-heure ; une infusion légère de tilleul est prise comme boisson.

A partir de l'ingestion de la première cuillerée, le malade, qui était fortement déprimé, se sent plus à l'aise ; les vomissements et les crampes diminuent très-rapidement ; le lendemain matin il y a une amélioration des plus accentuées ; la chaleur est revenue ; il y a de la moiteur ; la teinte cyanique est loin d'avoir disparu, mais l'état général est bon ; il y a lieu d'espérer une guérison.

Le malade passe les jours suivants dans des conditions assez satisfaisantes, tout en laissant craindre parfois des complications de réaction. La dose de la potion stimulante a été diminuée en proportion de la diminution des accidents. Bref, le malade a guéri. Un seul vomissement a eu lieu après la prise de la première cuillerée, et la glace, qui avait été administrée auparavant assez largement, n'a été donnée qu'à dose insignifiante ; ce n'est pas à elle qu'il faut attribuer la cessation des accidents.

Je dois dire que le malade a été véritablement entouré de bouteilles d'eau chaude, jusqu'à la base de la poitrine.

Un mois après le début des accidents du choléra, le malade était sur pied.

Quoiqu'il n'y ait pas eu de véritable épidémie à St-Quentin, je dois dire que huit jours avant le début du cas de choléra que je viens de rapporter, trois personnes avaient succombé à cette affection en moins de vingt-quatre heures. Entre autres une femme, jeune encore, et dans une position très-aisée : les renseignements que j'ai recueillis ne me permettent pas le moindre doute à cet égard

2o Le 6 octobre 1866, il arrive à Saint-Quentin une femme de quarante ans environ, venue de Valenciennes avec les prodromes du choléra : les vomissements, la diarrhée caractéristique, les crampes, tous les symptômes du choléra confirmé se présentent; et le lendemain, quand je la vois, dans le cours de la journée, elle se trouve dans un état de refroidissement complet. La teinte cyanique foncée se remarque partout, et l'anéantissement ne cesse par intervalles que pour faire place à des crampes horribles.

La potion au chloroforme, indiquée dans l'observation précédente, est prescrite. Pendant quelques heures, la malade en prend une cuillerée toutes les demi-heures. Les crampes, les nausées, les vomissemements, la diarrhée diminuent progressivement. Dans la nuit, la malade, fatiguée du médicament qui lui rappelle l'odeur et le goût de l'éther sulfurique, se

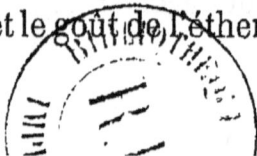

refuse à continuer le traitement ; peu de temps après les accidents cholériques reprennent leur cours.

Le lendemain matin, j'insiste pour faire continuer le médicament : l'amélioration apparaît de nouveau pour se continuer. La glace par petits fragments a été aussi utile, comme elle l'est souvent, pour calmer la soif et faire tolérer la potion. — Les bouteilles d'eau chaude entourant la malade sont restées, jusqu'à l'apparition d'une réaction bien franche. — Dans cette période de la maladie, où l'on pouvait à peine arracher quelques mots à la patiente, quarante sangsues appliquées en deux fois à la nuque, un immense vésicatoire entre les épaules, ont rendu d'excellents services. Un peu plus tard, j'ai eu recours, avec grand avantage, à l'ipéca donné à dose vomitive. — Au bout d'un mois environ, la malade a pu quitter son hôtel pour regagner Paris.

Dans ces deux observations de choléra, arrivé à la période algide et cyanique, il me paraît impossible de ne pas voir l'heureuse intervention de la médication instituée d'après les vues que j'ai exposées plus haut. Je pourrais rappeler aussi l'application heureuse de ce traitement dans des cas moins graves et arrivés à une période moins avancée que les deux premiers. M. Demonchaux a vu ce traitement calmer les vomissements d'une façon instantanée chez une jeune fille traitée par une potion au bismuth opiacé qui n'avait pu faire cesser les vomissements pendant vingt-quatre heures.

Les choses en étaient-là lorsque l'*Union Médicale* publia la lettre suivante, dans laquelle le Docteur Cossini établit, par les symptômes les plus positifs, l'existence à Damas d'une épidémie de choléra des plus meurtrières — de 150 à 200 décès par jour dans une ville de 140 mille âmes. Voici cette lettre :

» Damas, le 4 août 1875.

« Monsieur le Rédacteur,

« J'ai l'honneur de vous informer que les ren-
« seignements contenus dans la note du *Petit-Mar-*
« *seillais*, relative au choléra, et insérée dans votre
« estimable journal du 8 juillet dernier, sont com-
« plètement inexacts.

« D'abord il ne s'agit pas, comme on veut le faire
« croire, de quelques cas légers de cholérine, mais
« bien de nombreux cas graves de choléra épidé-
« mique, promptement mortels.

« Permettez - moi, Monsieur le rédacteur, une
« courte relation de cette prétendue cholérine.

« C'est à Hama, ville de 25 à 30,000 âmes, située
« sur l'Oronte, que débuta cette épidémie, vers la
« mi-mars. Les premiers attaqués furent 14 soldats
« de la garnison, dont 13 moururent dans l'espace
« de quelques jours. A cette date, aucune attaque
« n'avait été observée en ville. Ce n'est que vers les
« premiers jours d'avril que celle-ci fut envahie à
« son tour.

« Pendant deux mois et demi, le fléau indien n'a

« fait que promener la mort de quartier en quartier,
« faisant, en moyenne, de 15 à 20 victimes par jour.

« L'acharnement que mettait cette épidémie à
« sévir sur les malheureux habitants de Hama, durant
« soixante-quinze jours, sans montrer aucune vel-
« léité de vouloir dépasser l'enceinte de la ville, nous
« faisait croire à une épidémie locale, engendrée par
« des causes locales, et nous donnait en même temps
« l'espoir de la voir s'éteindre sur place. Ce qui au-
« torisait d'autant plus à pencher vers cette opinion,
« c'était la non-existence de choléra nulle part ail-
« leurs qu'ici, pour pouvoir attribuer son importa-
« tion. En effet, aucune épidémie cholérique n'avait
« été constatée antérieurement ni à Djeddhah, ni à
« Bagdad, ni chez les pèlerins revenus de la Mecque,
« ni même dans les environs de Hama, — du moins
« d'après les renseignements que nous avions ici.

« On était donc, jusqu'à un certain point, autorisé
« à supposer que l'on avait affaire à un choléra spo-
« radique, n'ayant, par conséquent, la force de pren-
« dre une extension plus grande, de devenir, en un
« mot, épidémique. Malheureusement, tous ces
« beaux raisonnements, tous ces profonds calculs
« n'empêchèrent pas le monstre d'envahir les vil-
« lages les plus proches de Hama ; puis Homs, ville
« de 18,000 âmes, à 45 kilomètres de celle-là. Sur
« ces entrefaites, la garnison de Hama reçut l'ordre
« d'aller à Damas : elle y arriva vers le commence-
« ment de juin, et le 13 du même mois le choléra
« faisait son apparition à Damas.

« A partir de ce jour, les cas et les décès allèrent

« en augmentant ; mais, ici comme à Hama, ceux
« qui n'éprouvent aucune difficulté à expliquer toute
« chose, — et il y en a beaucoup ici, — conclurent
« que ce n'étaient là encore que quelques cas isolés
« sporadiques. Il s'est trouvé même un médecin
« italien, exerçant dans ces pays, qui publia dans un
« journal arabe que toutes ces morts étaient dues à
« des indigestions, produites elles-mêmes par les
« fruits et la frayeur ; il y indiquait même un remède
« infaillible pour leur guérison : c'était de s'asperger
« la figure d'eau froide. Mais... passons.

« Vers le 20 juillet, l'épidémie parvint à son apo-
« gée : 140 à 150 décès par jour. Je vous ferai pour-
« tant remarquer que ce chiffre ne représente pas
« l'exacte vérité, parce que les musulmans ne dé-
« claraient pas tous leurs morts ; ils les faisaient en-
« terrer la nuit en cachette, par la raison qu'Allah ne
« doit punir que les infidèles et non les vrais croyants,
« un fléau, quel qu'il soit, étant toujours considéré
« par eux comme une punition envoyée d'en haut.
« On peut donc porter le nombre des morts, sans
« être taxé d'exagération, jusqu'à 200, et les attaques
« jusqu'à 300 et plus par jour ; mais il faut ajouter
« aussi que bon nombre de fièvres pernicieuses à
« forme algide, cholérique et syncopale, ont été con-
« fondues avec le choléra.

« Vous voyez donc, Monsieur le rédacteur, d'après
« ce que j'ai l'honneur de vous dire, que nous avons
« affaire à quelque chose de plus qu'à des cholérines
« et à des indigestions. D'ailleurs, je n'aurais qu'à
« vous décrire les principaux symptômes de cette

« maladie pour lever tous les doutes ; mais je m'aper-
« çois que ma lettre est déjà très-longue, et puis je
« ne ferais, au bout du compte, que décrire les symp-
« tômes du choléra, que tout le monde connaît. Je
« préfère vous dire quelques mots de la grande
« frayeur dont fut saisie la population de Damas. La
« panique était telle que les rues étaient encombrées
« de fuyards. Chrétiens et israélites émigraient en
« masse qui à pied, qui à cheval, pourvu qu'ils fus-
« sent hors de la ville, c'est-à-dire loin de la mort.
« De ces fuyards, quelques-uns moururent en route,
« de choléra ; d'autres, dans leur folle précipitation
« à fuir le foyer mortel, succombèrent à divers ac-
« cidents. Ceux qui, plus heureux, parvinrent à se
« réfugier à Sayta, Beyrouth, et dans le Liban, por-
« tèrent avec eux la maladie. On dirait vraiment
« qu'ils la portaient en poche ; de sorte que, mainte-
« nant, presque toute la Syrie est envahie par le
« choléra. A Alep, à Antioche, à Beyrouth, à Saffède,
« dans tous les villages situés le long de l'Oronte, et
« dans quelques-uns de ceux du Liban, l'épidémie
« sévit avec plus ou moins d'intensité.

« Je vous signalerai encore, Monsieur le rédacteur,
« l'indigne conduite des médecins indigènes, qui, dès
« les premiers cas de choléra, s'empressèrent de
« prendre la fuite.

« A Damas, fort heureusement, l'épidémie est à
« son déclin. Depuis le 26 juillet, elle est entrée dans
« une voie progressivement décroissante. Le bulletin
« de la mortalité d'aujourd'hui ne signale plus que

« 13 décès, et il est à espérer que, dans quelques
« jours, Damas sera complètement délivré.

« Agréez, Monsieur le rédacteur en chef, etc.

« Dr COSSINI. »

« *P. S. — Je saisis, avec plaisir, cette occasion*
« *pour vous déclarer, Monsieur le rédacteur, que*
« *le seul remède qui m'a donné des résultats*
« *inespérés fut la potion au chloroforme uni à*
« *l'acétate d'ammoniaque de* M. DESPREZ (de St-
« Quentin). *Sur* 10 *cas graves algides, avec cya-*
« *nose et asphyxie commençante, extrémités*
« *contracturées, diarrhée et vomissements blan-*
« *châtres, urines supprimées et aphonie com-*
« *plète*, 8 *guérisons.*

« Reste maintenant la grande question, la plus
« importante : celle de la genèse de cette épidémie.
« Comment, dans une ville isolée comme Hama,
« située sur la lisière du désert, le choléra a-t-il pu
« se déclarer? D'où, et par qui a-t-il été importé là?
« Peut-on admettre sa spontanéité?

« Voilà, Monsieur le rédacteur, autant de ques-
« tions aussi intéressantes que difficiles à résoudre,
« pour lesquelles je me déclare tout à fait incompé-
« tent. »

Cette lettre, imprimée le 19 août à Paris, me fut
communiquée seulement vers la fin de septembre
par M. le docteur Billout, Inspecteur des Eaux de
Saint-Gervais. J'écrivis alors à M. le docteur Cossini,
à Damas, en le remerciant de sa très-intéressante et

loyale communication, et je le priai de vouloir bien m'écrire à ce sujet.

Voici la réponse textuelle que M. le Docteur Cossini m'a adressée de Damas, le 10 novembre dernier :

» Damas, le 10 novembre 1875.

« Très-honoré Confrère,

« Je ne crois pas avoir fait grand'chose pour vous,
« Monsieur, pour que vous me fassiez l'honneur de
« m'adresser des remercîments. Votre amabilité va
« jusqu'à vous donner la peine de m'envoyer trois
« exemplaires de votre Mémoire sur le traitement
« du Choléra asiatique. A dire vrai, je ne m'attendais
« pas que les quelques mots, relativement au traite-
« ment du choléra par vous préconisé, dits à la hâte,
« à la fin de la lettre que j'ai eu l'honneur d'adresser,
« le 4 août, au Rédacteur en chef de l'*Union médi-*
« *cale* au sujet de l'épidémie de choléra actuel,
« devaient m'attirer votre sympathie et votre recon-
« naissance ; car enfin, je n'ai fait que ce que tout
« autre médecin aurait fait à ma place ; c'est-à-dire,
« énoncer avec plaisir les beaux résultats obtenus
« par ce traitement, surtout quand on parvenait à
« l'employer dès le début de l'attaque. Aussi c'est
« plutôt à moi de vous être reconnaissant ; car cer-
« tainement c'est à ce traitement que je dois d'avoir
« sauvé la plupart des cholériques que j'ai eu à traiter.
« Mais je crois aussi de mon devoir de vous faire savoir
« que je dois des remercîments à mon ami, Monsieur

« Guys, consul de France à Damas. Sans lui, je n'au-
« rais, jusqu'aujourd'hui, connaissance de votre trai-
« tement ; c'est lui qui eut l'extrême obligeance de
« me le faire remarquer dans le Dictionnaire de Mon-
« sieur Bouchut qu'il possède. A Monsieur Guys donc
« tout le mérite et pas à moi.

« La gravité de la maladie, très-honoré Confrère,
« fut terrible. Tout attaqué était voué à une mort
« certaine, et cela dans l'espace de sept à douze heu-
« res. Vous pouvez vous faire une idée de la violence
« de cette épidémie, quand vous saurez qu'en 60
« jours, il en est mort à Damas, ville de 140 mille
« âmes, 9,319 personnes. Vous comprenez, dès lors,
« qu'en présence d'un si terrible fléau, dont chaque
« coup donnait la mort, et devant l'insuccès des
« médications employées jusqu'alors, quel dût être
« mon empressement à essayer votre traitement qui
« me paraissait réunir tout ce qu'il y a de plus ration-
« nel pour combattre avec quelque succès cette
« cruelle affection.

« Voici, très-honoré Confrère, une courte relation
« bien incomplète sans doute ; mais assez exacte, de
« quelques cas graves algides :

« 1er CAS. Femme turque âgée de 23 ans, souffrant
« depuis quelques jours de diarrhée, fut prise tout
« à coup, au milieu de la nuit, de vomissements per-
« sistants et de forte diarrhée. A huit heures du
« matin, je vois la malade ; elle est couchée dans le
« décubitus dorsal, yeux cernés, profondément enfon-
« cés dans leurs orbites ; absence du pouls radial,

« amaigrissement; urines supprimées, vomissements
« presque continuels, selles nombreuses, involon-
« taires, riziformes, extrémités cyanosées ; doigts
« contracturés, face couleur cendrée, crampes à l'épi-
« gastre et aux mollets ; agitation ; aphasique mais
« pas aphone, poussant de temps en temps des cris
« aigüs perçants, soif ardente, haleine froide, etc. etc,

PRESCRIPTION :

Chloroforme......................... 1 gram.
Alcool.............................. 8
Acétate d'ammoniaque................ 10
Sirop de chlorhydrate de morphine........ 40
Eau................................ 110

« A prendre une cuillerée ordinaire toutes les
« demi-heures. Entourer la malade de bouteilles
« d'eau chaude, frictions, glace à petits fragments.
« Le soir, je revois la malade, elle n'a eu que trois
« vomissements. La diarrhée a diminué. Refroidis-
« sement moins prononcé. Le lendemain améliora-
« tion notable. Un seul vomissement ; retour de la
« sécrétion urinaire ; pouls sensible ; teinte cyanique
« presque disparue. Réaction. Les jours suivants, la
« maladie prend un càractère franchement typhoïde :
« pouls 120. Température axillaire 41°. Face colorée,
« yeux injectés, double parotide suppurant abondam-
« ment par les conduits auditifs externes, etc. Sus-
« pension de la potion stimulante, sangsues, cata-
« plasmes. Plus tard : injection hypodermique de
« sulfate de quinine, etc. ; guérison au bout de 40
« jours.

« 2me CAS. Femme Israélite, prise de choléra 15
« jours après son accouchement. Adynamie profonde;
« syncopes fréquentes ; sueurs visqueuses ; refroidis-
« sement; yeux caves ; voix éteinte, etc., etc. Même
« traitement que dans le premier cas. Guérison au
« bout de 30 jours.

« 3e CAS. Jeune homme de 18 ans, Israélite, atteint
« de choléra grave algide; même traitement. Guéri-
« son au bout de 8 jours.

« Ce serait me répéter que de vouloir vous décrire
« cinq autres cas graves, lesquels, soumis au même
« traitement, guérirent tous plus ou moins rapide-
« ment. Permettez-moi seulement quelques mots
« sur mes deux insuccès.

« 1° Cavass du Consulat de France, âgé de 48 ans,
« fumeur d'opium et de haschisch, est pris vers deux
« heures du matin de diarrhée abondante; pas de
« vomissements. Je le vois à sept heures du matin ;
« il est couché sur le dos; la surface du corps est
« glacée; extrémités cyanosées, contracturées, com-
« plètement aphone, urines supprimées, yeux caves.
« Quand on lui crie à haute voix son nom, on voit au
« fond de ses orbites les globes oculaires s'agiter et
« faire quelques mouvements, ce qui indiquerait que
« l'intelligence n'est pas tout à fait abolie, ou du
« moins que l'audition est conservée. Pouls imper-
« ceptible, etc. Prescription : potion stimulante au
« chloroforme. Une cuillerée toutes les demi-heures,
« frictions avec un liniment ammoniacal, etc. Le

« malade se sent déjà mieux dès la seconde cuillerée;
« à la troisième, la voix lui revient; et comme il est
« assailli de pressentiments funestes, il demande à
« voir son Consul pour lui dicter ses dernières volon-
« tés, ce qu'il fait d'une voix assez claire et intelli-
« gible. Néanmoins le refroidissement persiste, mais
« à un degré moins prononcé; la diarrhée à beaucoup
« diminué. Cette rapide amélioration nous fait espé-
« rer une prompte et franche réaction. Malheureuse-
« ment, le malade ne pouvant être gardé au Consu-
« lat, il est transféré à l'hôpital militaire turc. On
« recommande à celui qui doit l'accompagner de
« faire tout son possible pour que sa potion lui soit
« administrée régulièrement jusqu'à complète réac-
« tion. Cela ne fut pas possible d'obtenir. Les méde-
« cins ou le médecin de l'Hôpital prétendit qu'il ne
« lui était pas permis d'accepter un traitement venant
« d'un médecin étranger, ne faisant point partie du
« service hospitalier. Malgré cette absurde opposi-
« tion, le malade continua d'aller mieux; il commen-
« çait même à prendre des aliments, quand il mourut
« subitement le sixième jour de sa maladie.

« Je regrette qu'il ne m'ait pas été donné de suivre
« ce malade pour pouvoir me faire une idée de l'affec-
« tion qui l'a emporté, et pour savoir, en même
« temps, à quel traitement il avait été soumis.
« Probablement, c'est à une complication cérébrale
« qu'il a dû succomber. Mais il est permis de sou-
« tenir aussi que les accidents cholériques atténués,
« pour un certain temps, par l'action stimulante de
« la médication, reprirent leur cours dès que celle-ci

« fut suspendue ; et que si elle eut été continuée
« l'amélioration eut probablement persisté.

« 2° Jeune fille de 13 ans, non encore réglée, habi-
« tant, comme le Cavass, la maison consulaire, fut
« prise de choléra grave algide. Soumise au même trai-
« tement, l'amélioration ne tarda pas à avoir lieu. Mal-
« heureusement, diverses complications, entre autres
« une éruption scarlatiniforme couvrant toute la sur-
« face du corps, entravèrent la marche de la réaction.
« La malade mourut d'une hémoptysie foudroyante.

« Je puis encore vous citer, très-honoré Confrère,
« quinze autres cas graves auxquels ce traitement fut
« employé avec succès dans une sorte d'hôpital établi
« provisoirement pour des cholériques. De ces quinze
« cas il y eut 10 guérisons et cinq décès. Parmi
« ceux-ci une jeune fille de 18 ans, atteinte de
« cachexie paludéenne, mourut, le huitième jour de
« sa maladie, d'une métrorrhagie.

« Quoique la relation de ces quelques cas que j'ai
« l'honneur de vous envoyer, très-honoré Confrère,
« soit incomplète, elle démontre pourtant, d'une
« manière évidente, la supériorité de votre traitement
« sur tous les autres vantés jusqu'aujourd'hui contre
« le fléau indien. Je puis vous assurer, sans vouloir
« vous flatter, que c'est le seul avec lequel j'ai pu
« sauver des malades qu'avec tout autre traitement
« j'aurais certainement perdus.

« Veuillez agréer, très-honoré Confrère, l'expres-
« sion de ma parfaite considération et vous prie de
« me croire,

« Votre très-dévoué, Dr COSSINI. »

Cette lettre établit de la manière la plus évidente :

1° Que l'essai du traitement indiqué plus haut a été fait, quand il a été reconnu que les autres moyens de traitement étaient complétement insuffisants ;

2° Elle constate que cette expérimentation a été faite sur la remarque de M. Guys, Consul de France à Damas, qui, en présence d'une épidémie des plus meurtrières, fit des recherches dans le Dictionnaire de Médecine de M. le Docteur Bouchut, médecin des hôpitaux de Paris. M. Guys trouva que M. Bouchut avait donné une large place à l'analyse de mon travail, à son chapitre *traitement du choléra*, et il le fit remarquer à M. le docteur Cossini. Notre confrère, en présence de la mortalité effrayante qui restait réfractaire à tout autre traitement, essaya celui-ci, et il fut surpris des résultats inespérés qu'il donnait, puisqu'il signale, le 4 août dernier, 8 guérisons sur 10 cas graves, algides et cyaniques ;

3° Un autre argument sans réplique en faveur des résultats du traitement par le chloroforme additionné, c'est la violence inouïe de cette épidémie, puisque « tout attaqué était voué à une mort certaine, et « dans l'espace de 7 à 12 heures. »

Je laisse à apprécier par les personnes compétentes si un traitement, qui a été appliqué à l'étranger, tout-à-fait à mon insu, par un homme dont je n'avais pas l'honneur d'être connu ni directement ni indirectement — qui dans de pareilles conditions de mortalité, et à la période algide et cyanique, a donné 8 guérisons sur 10 — n'a pas suffisamment fait ses preuves.

Est-ce de la présomption de croire qu'il n'y aura plus de véritable épidémie de choléra à redouter ?

Puisque la guérison est de règle au début des accidents confirmés, il est évident que le cholérique qui devient, par ses évacuations et ses émanations délétères, une cause de propagation des accidents pour les personnes qui l'entourent, ce même malade cesse bientôt d'être un danger pour ceux qui l'avoisinent, puisque dans la presque totalité des cas, les vomissements et la diarrhée disparaissent après l'usage de quelques cuillerées de la potion chloroformée.

Il est bien démontré aujourd'hui que si la vaccination est pratiquée avec toutes les précautions d'inoculation et avec un virus d'âge et de qualité irréprochables, si elle est renouvelée assez fréquemment, il n'y a pas d'épidémie véritable de variole à craindre. De même, si chaque fois qu'il se montrera un ou plusieurs cas de choléra, on les *éteint* sur place à l'aide d'une guérison qui n'est plus aujourd'hui à mettre en doute, surtout si elle a été tentée de bonne heure, la contagion ne sera plus guère à redouter.

Je ne puis terminer cet exposé sans rendre ici un hommage bien mérité à mon illustre maître, M. Gendrin, qui, en 1854, au moment où j'étais interne à la Pitié, faisait sur le choléra des leçons si remarquables et si goûtées ;

A M. Bouchut, qui a si largement propagé les idées que j'ai émises en 1867 ;

A M. Guys, Consul de France à Damas, qui a été le principal instigateur d'un essai décisif ;

A M. le Docteur Cossini, qui a loyalement fait connaître les remarquables résultats qu'il a obtenus dans l'épidémie la plus meurtrière.

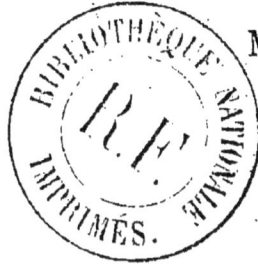

M. DESPREZ.

Saint-Quentin—Imp. de la Société anonyme du Glaneur — 1883.